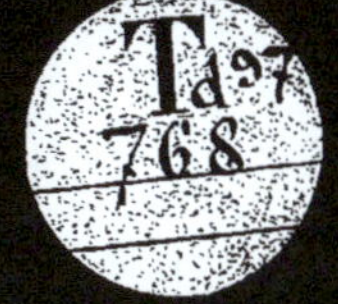

Hygiène des Tuberculeux hospitalisés

Par le D' HALIPRÉ

Chef de clinique médicale à l'Hôtel-Dieu de Rouen.

ROUEN

IMPRIMERIE CAGNIARD (LÉON GY, SUCCESSEUR)

1898

Hygiène des Tuberculeux hospitalisés

Par le Dr HALIPRÉ

Chef de clinique médicale à l'Hôtel-Dieu de Rouen.

ROUEN

IMPRIMERIE CAGNIARD (LÉON GY, SUCCESSEUR)

1898

HYGIÈNE DES TUBERCULEUX HOSPITALISÉS

Par le Dr HALIPRÉ

Chef de clinique médicale à l'Hôtel-Dieu de Rouen.

MESSIEURS,

Il est, en matière d'hygiène, des réformes attendues sur lesquelles il est bon d'attirer l'attention toutes les fois que l'occasion s'en présente. L'importance de ces réformes, la nécessité de solutions promptes semblent autoriser des redites, et nous serviront d'excuse, auprès de de vous, Messieurs, pour vous entretenir à nouveau, pendant quelques instants, de l'hygiène des indigents tuberculeux hospitalisés. Nous n'aurons en vue, dans ces quelques lignes, que les tuberculeux pulmonaires, ceux qu'on désigne communément sous le nom de phtisiques.

Messieurs, *hygiène des phtisiques* et *traitement des phtisiques* sont deux expressions presque équivalentes. S'il est difficile d'affirmer que le traitement des tuberculeux est tout entier contenu dans des mesures d'hygiène, on peut au moins soutenir, sans crainte d'être démenti, que l'hygiène est la base et l'essence même du traitement des phtisiques, et que tout mode de traitement médicamenteux qui serait appliqué à l'exclusion de l'hygiène devrait être considéré comme dénué de portée. Ces faits sont admis, et l'on ajoute que les phtisiques, considérés autrefois comme atteints d'une maladie presque incurable, sont au contraire des malades curables s'ils sont soignés à temps et bien soignés. La classe riche a profité largement de ces idées nouvelles sur le traitement de la phtisie. Des sanatoria se sont créés, réalisant pour les riches et faisant connaître à tous les règles de l'hygiène des tuberculeux. Les pauvres n'ont pas encore, en France du moins, bénéficié des progrès réalisés. Si, en effet, les tuberculeux indigents traités en ville ont pu tirer quelque profit des mesures d'hygiène publique qui sont en vigueur, les tuberculeux hospitalisés au contraire

4

sont toujours soignés de la même manière, ou pour mieux dire ne
sont pas soignés du tout.

En France, cette question de l'hygiène des tuberculeux hospitalisés
est restée dans l'ombre jusqu'à ces derniers temps. Il a fallu l'im-
mense progrès réalisé à l'étranger pour mettre un terme à notre indif-
férence ! Aujourd'hui, avec tous ceux qui s'intéressent aux tuberculeux indigents, nous pensons qu'il est temps d'entrer résolument dans
la voie pratique.

Messieurs, les tuberculeux indigents hospitalisés, non seulement ne
sont pas soignés et sortent de l'hôpital souvent plus malades qu'ils
n'y sont entrés, mais encore ils constituent une source continuelle de
dangers pour ceux qui les soignent et pour leurs compagnons de
salle. C'est là l'expression exacte des faits. Il suffit, d'ailleurs, pour se
convaincre d'embrasser dans son ensemble la triste odyssée du tuberculeux indigent de nos grandes villes. La même description convient
à tous, les variantes sont si légères qu'elles peuvent être négligées.
Le tuberculeux, dès le début de son affection, alors qu'il présente seulement ces symptômes si incertains qu'il faut les bien chercher pour
les dépister, devient le client assidu du médecin des bureaux de bienfaisance. Mais l'insuccès de la thérapeutique, les progrès évidents et
rapides du mal ne sont bientôt plus un mystère pour personne. Le
tuberculeux s'affaiblit de plus en plus, il ne peut plus travailler. Mal
nourri, mal logé, crachant par terre, il transmet rapidement et sûre-
ment la tuberculose à tous ceux qui l'entourent. Un jour arrive enfin
où il ne peut plus se rendre à la consultation gratuite. Il faut aller à
l'hôpital. Là son sort est bientôt réglé. C'est un tuberculeux, c'est un
malade *classé*. Ce malade, auquel il faudrait de l'air, de la lumière,
une alimentation spéciale, est mis dans la salle commune. Le médecin a conscience de son impuissance. Avec l'organisation actuelle il
ne peut rien pour un tel malade. La tuberculose à l'hôpital est une
calamité inévitable. La lutte est impossible, il faut s'incliner.

Le tuberculeux, de son côté, s'aperçoit bientôt qu'on le néglige. Il
fait entendre d'abord quelques timides protestations, puis, s'armant
de philosophie, il s'abandonne, attendant, sans grand espoir, des
jours meilleurs. Epuisé par la maladie, il ne demande que le repos.
Il traînait misérablement sa vie au dehors, incertain du pain de chaque
jour. A l'hôpital, du moins, il est à l'abri du besoin et n'en demande
pas plus. L'infortuné traité à l'hôpital en est réduit à avoir honte de
son terrible mal. Il ne cherche qu'une chose, c'est à se faire oublier.
Il sera servi à souhait. Les malades de la salle sont trop nombreux

pour qu'on s'occupe de celui pour lequel toute peine semble inutile. Couché dans une salle, dont le cubage d'air est souvent insuffisant, il passe ses journées dans cet air confiné, toussant et crachant parfois dans un crachoir, plus souvent dans un mouchoir. Le crachoir est ouvert à tous les vents et reste sans liquide. Les crachats se dessèchent, se mêlent aux poussières et disséminent dans la salle les germes de la tuberculose. Le tuberculeux succombera, ayant légué ce triste héritage aux siens et à ses compagnons d'infortune. La dissémination s'est faite sans qu'on ait rien tenté pour l'entraver. Tels sont les faits.

Dois-je invoquer ici le témoignage autorisé de mes maîtres et rappeler les nombreuses communications faites à l'Académie de médecine, l'année dernière, sur ce sujet? C'est M. le professeur Jaccoud publiant des faits de contagion chez des sujets vigoureux, sans tare héréditaire ou personnelle, hospitalisés pour des traumatismes et prenant à l'hôpital la tuberculose. Ce sont MM. Terrier, Debove, Letulle faisant connaître les ravages effrayants de la tuberculose dans le personnel hospitalier. Ce sont MM. Grancher et Thoinot traçant le tableau de la marche envahissante de la tuberculose pulmonaire et présentant leur remarquable rapport au nom de la Commission nommée à l'instigation du Conseil municipal de Paris. De ce rapport, nous pouvons retenir la formule proposée par M. le docteur Roux, formule qui, adoptée à l'unanimité, résume le sens des délibérations de la Commission :

« La meilleure manière de combattre et de traiter la tuberculose, c'est d'isoler le tuberculeux, parce qu'ainsi on évitera la contagion et parce que, dans les hôpitaux spéciaux, les tuberculeux seront dans de meilleures conditions thérapeutiques. »

Le principe de l'*isolement* étant posé, reste à le réaliser.

A l'étranger, il y a des sanatoria pour les indigents tuberculeux. L'Amérique, l'Angleterre, l'Autriche et surtout la Suisse, et l'Allemagne, ont construit des hôpitaux spécialisés en vue du traitement des indigents tuberculeux. Notre confrère et ami, le Dr Beaulavon, a publié une série d'articles dans les journaux médicaux qui ont contribué à nous les faire bien connaître. En France, nous possédons des établissements payants réservés aux classes riches, mais pour les indigents il n'y a rien de semblable à ce qui existe à l'étranger. Le sanatorium d'Angicourt, destiné aux indigents, est encore en voie de construction. D'ailleurs, la perspective de dépenses considérables et difficiles à engager a conduit la Commission de la tuberculose à pro-

6

poser l'affectation aux tuberculeux d'un certain nombre de salles des hôpitaux déjà existants. Ces salles seraient modifiées et aménagées en vue du service qu'on y établirait. On ferait des pavillons d'isolement dans les hôpitaux dont certains quartiers ne se prêteraient point à un aménagement spécial. En résumé, *l'isolement et l'isolement dans l'hôpital semble être la solution du moment.*

C'est à cette formule que la Société normande d'Hygiène pratique s'est ralliée dans ses séances du 20 octobre et du 17 novembre 1896. Après avoir voté l'impression d'une circulaire destinée aux malades tousseurs soignés à domicile, elle a émis le vœu que :

Les tuberculeux soient soignés à l'hôpital dans des salles spéciales, à défaut d'hôpitaux spécialisés.

Ce vœu a été transmis par M. le Dr Cerné, président de la Société, à la Commission administrative des hospices de Rouen.

Il nous a paru inutile de refaire ici l'exposé de toutes les réformes qui viendraient se greffer sur la réforme capitale : *l'isolement*. Qu'on nous permette seulement de donner le libellé de la circulaire à laquelle nous faisons allusion, et qui, dans l'esprit de la Société normande d'Hygiène, était destinée aux malades tuberculeux soignés à domicile par le bureau de bienfaisance et aux tuberculeux quittant l'hôpital. Cette circulaire contient la majeure partie des mesures à prendre dans les salles où seraient isolés les tuberculeux. Elle est ainsi conçue :

AVIS

« *Tout malade qui tousse et crache est un danger.*

« *Il peut communiquer sa maladie s'il ne se conforme point scrupuleusement aux mesures d'hygiène énumérées ci-dessous :*

Conseils aux malades qui toussent.

A. — SOINS DE PROPRETÉ

« 1º Ne jamais cracher sur le plancher des chambres, dans les escaliers, dans les rues, dans les lieux de réunion.

« Dans les appartements, se servir d'un crachoir contenant un liquide désinfectant ou de la sciure de bois humide ;

« 2º Vider chaque jour le crachoir dans le feu, ou à défaut dans les cabinets d'aisance. Ne jamais jeter le contenu du crachoir dans la boîte ou le seau aux ordures.

7

« Le crachoir vidé doit être lavé à l'eau bouillante additionnée de cristaux de soude ;

« 3o Les malades qui toussent et crachent doivent se servir, en dehors des appartements, de crachoirs de poche. Ils ne devront jamais cracher à terre. Les malades qui crachent dans des mouchoirs doivent changer de mouchoir au moins une fois par jour. Le mouchoir sali sera trempé dans l'eau bouillante avant d'être mis au linge sale pour attendre la lessive.

B. — HABITATIONS

« 4o La chambre à coucher doit être tenue propre et souvent aérée. Les tousseurs doivent occuper un lit séparé.

« Un appartement qui a été occupé par un malade tousseur sera désinfecté avant d'être habité à nouveau par d'autres personnes ;

5o La poussière étant dangereuse à respirer, il faut éviter de balayer à sec. On passera sur les planchers un linge humide, ou bien on balayera après avoir répandu sur le sol de la sciure de bois humide. »

Telle est, Messieurs, la circulaire en question. Aux conseils d'hygiène qui y sont énumérés, il conviendrait d'ajouter certaines mesures spéciales à l'hôpital. Il faudrait adopter un *modèle de crachoir*; il faudrait élaborer un *règlement intérieur*, ce qui serait très facile, étant donné ce qui est déjà fait à l'étranger. Enfin, la question *du choix des infirmiers* et de leur *éducation professionnelle* devrait également être étudiée.

Mais encore une fois nous ne voulons pas ici insister sur ces questions. Elles ont déjà fait l'objet de nombreuses publications où l'on pourra aisément puiser quand on sera décidé à agir.

Notre but a été seulement de nous joindre à ceux qui réclament des réformes, en répétant que toute demi-mesure doit être impitoyablement rejetée. L'isolement des tuberculeux, en permettant de *surveiller les malades*, ce qui est absolument impossible aujourd'hui, quelle que soit l'activité déployée par les surveillantes des salles, l'isolement, disons-nous, en permettant de faire l'éducation hygiénique de ces malades, l'*isolement* seul, disons-nous, peut donner un résultat. Il faut, pour répéter un mot heureux, que l'hôpital soit pour le tuberculeux une *école d'hygiène* où il apprendra à se soigner. Rentré dans la vie courante, il apportera au sein de sa famille des habitudes de propreté, sans lesquelles poursuivre la guérison ou l'amélioration de la tuberculose est une chimère.

Nous formulons donc comme conclusion pratique les trois propo-

8

sitions suivantes qui pourraient prendre la forme de vœux, si les membres du Congrès consentaient à leur prêter l'appui de leur autorité.

Pour que les phtisiques indigents hospitalisés reçoivent les soins que nécessite leur état et cessent de constituer un danger permanent pour les autres malades, il faut :

1° *Isoler les tuberculeux dans des salles spéciales en attendant que les ressources budgétaires permettent la construction de pavillons isolés dans l'hôpital ou d'hôpitaux spécialisés situés en dehors des villes ;*

2° *Appliquer dans les salles spécialisées des mesures sanitaires qui sont en vigueur dans les sanatoria ;*

3° *Insister auprès des pouvoirs publics pour que dans chaque grande ville soit instituée une Commission technique chargée d'étudier sur place les moyens de réaliser l'isolement des tuberculeux hospitalisés, leur traitement hygiénique et toutes les questions qui se rattachent à ces réformes capitales.*

9 782013 613040